Inhalt

Abnehmen nach der Schwangerschaft

In 90 Tagen zum Traumbody

Inga Weitner

Einleitung

Du hast dich schon immer gefragt, wie Promis wie Heidi Klum es schaffen, nach der Schwangerschaft innerhalb kürzester Zeit wieder in Topform zu sein - fast noch sexier als zuvor? Da stecken garantiert ganz viel harte Arbeit mit dem Coach und strenge Ernährung dahinter.
Du hast allerdings kein Vermögen auf der Bank, dein eigenes Dienstpersonal, einen Privat-Trainer oder einen 24-Stunden Babysitter zur Verfügung. Wie um alles in der Welt soll es also möglich sein in 90 Tagen den Traumbody der sexy Mum aufzubauen? Die Antwort ist: Mit Bewegung, einem starken Willen und den richtigen Ernährungstipps.

Hast Du während der Schwangerschaft etliche Kilos zugelegt? Du ärgerst Dich über Deine Röllchen am Bauch, den Hüftspeck oder die Dehnungsstreifen? Das ist doch alles halb so schlimm. Es ist ganz normal, während der Schwangerschaft zuzunehmen. Natürlich ist jede Schwangerschaft individuell und jede Frau erlebt andere Auswirkungen. Eins gilt jedoch für alle: Gewicht zunehmen gehört dazu! Viele Frauen nehmen bis zu 20 Kilo zu. Auch fast an die dreißig Kilo sind keine Seltenheit. Diese Extra-Kilos hast Du gebraucht, um diesem neuen, wunderbaren Wesen das Leben zu schenken – und Du brauchst sie immer noch, um den wachsenden Nährstoffbedarf Deines Babys zu decken!

Kein Problem, diese Kilos kannst Du wieder loswerden. Schon bei der Geburt werden einige der Kilos wieder schwinden. Die restlichen Kilos wirst Du auch noch verlieren, wenn Du wirklich willst. Auch das Stillen kostet dich Unmengen an Kalorien und Energie, die Du an Dein Baby weitergibst. Wichtig ist, dass Du Dich nicht selbst geißelst, weil Du nicht mehr die gleiche Figur hast, wie vor der Geburt. Sei stolz auf Deine Leistung! Immerhin hast Du es zustande gebracht, neun Monate lang ein Baby zu ernähren, ihm beim

Heranwachsen geholfen und nun ein neues Leben in diese Welt gebracht! Klopf' Dir ganz schnell einmal selbst auf die Schulter.

Zum Aufbau dieses Buches

Dieses Buch ist in drei Hauptkapitel aufgeteilt. Zu Anfang solltest Du in Kapitel Eins klarstellen, was Du von Dir selbst und dem Programm erwartest. Nur mit einem klaren Ziel vor Augen kannst Du zielstrebig Deinen Weg zum Traumbody gehen.

Im Zweiten Kapitel findest du die jeweils zehn hilfreichsten und am längsten bewährten Tipps für deine Ernährung. Diese kombinierst Du mit den zehn Tipps für ein Fitnessprogramm, das sich auch während der Stillzeit effektiv umsetzen lässt. Darin inbegriffen sind Übungen, die Du allein oder mit dem Baby umsetzen kannst – je nachdem, was die Situation gerade erlaubt.

Am Ende jedes Kapitels findest Du eine oder mehrere Aufgaben, die Dir dabei helfen, das Gelernte in die Praxis umzusetzen. Diese Aufgaben sind keine „lästige Zwangsarbeit," wie damals die Hausaufgaben in der Schule. Ganz im Gegenteil: Die Aufgaben sind für Dich gedacht, um dieses Buch ganz persönlich nutzen zu können. Dazu gehört unter anderem Dein persönliches Tagebuch für die Stillzeit und darüber hinaus. Darin kannst Du nicht nur alle Aufgaben aus diesem Buch notieren, sondern auch Gedanken und Gefühle festhalten.

Kapitel 1: Was kommt nach der Geburt? Dein Ziel festlegen

Dein „Sexy-Mum“-Tagebuch

Während der gesamten Zeit, in der Du abnimmst, kann es eine tolle Stütze sein, Tagebuch zu führen. Suche Dir ein wunderschönes Heft oder eine Art Kladde im Schreibwarengeschäft aus. Das ist nun Dein steter, stiller Begleiter. Er/ Sie hört Dir stets zu. Und das Beste daran: Papier gibt nie Widerworte oder stellt nervige Fragen!

Du kannst Deinem Tagebuch Dein Herz ausschütten. Außerdem kannst Du Deine Erfahrungen und Fortschritte festhalten. Stell Dir vor, wie toll es sein wird in Zukunft noch einmal all die wunderschönen Momente aus der Stillzeit und den ersten Wochen nach der Geburt nacherleben zu können! Glaube mir, Dein Tagebuch wird Dein heißgeliebter Begleiter zu jeder Tages- und Uhrzeit, durch sämtliche Höhen und Tiefen Deiner Erlebnisse mit dem Baby, werden.

In dieses Tagebuch schreibst Du alles, was Dich jetzt, in diesem Moment - vielleicht auch schon seit längerer Zeit – bewegt, beschäftigt, nervt, glücklich macht und so weiter. Stellst Du Dir oft kritische Fragen zu Deiner Figur, dem Baby oder Deiner Partnerschaft, wie:

- Habe ich während der Schwangerschaft zu viel beim Essen durchgehen lassen?
- Liebt er/ sie mich noch? Bin ich noch attraktiv?
- Wie kann ich mich wieder in meinem Körper wohlfühlen?
- Wie kann ich meine frühere Selbstsicherheit zurückgewinnen?
- Bin ich nun ‚raus aus dem Spiel'?
- Ist es möglich und gesund, schon wieder Sport zu treiben?

- Ist es in Ordnung für mein Baby, wenn ich mir Zeit für Sport nehme?

Schreibe all die Fragen auf, die Dir durch den Kopf gehen. Wenn Du diese Seite in ein paar Wochen noch einmal liest, kennst Du vielleicht schon die Antworten!

Du kannst in Deinem „Sexy Mum“- Tagebuch alles festhalten, was Dir auf dem Weg zum Traumbody begegnet. Schreibe auf, wie sich Dein Gewicht jeden Tag ändert. Notiere, welche Rezepte am besten geschmeckt haben. Oder, in welcher Woche Du am erfolgreichsten Gewicht verloren hast und warum. Du kannst auch sämtliche Aufgaben, die am Ende jedes Kapitels für Dich bereitstehen, in Dein Tagebuch eintragen. So hast Du alles Wichtige tutti-completti an einem Ort gespeichert. Du kannst jederzeit zu einem früheren Eintrag zurückblättern, falls Du eine Gedächtnishilfe benötigst oder einfach nur genüsslich in

Erinnerungen schwelgen möchtest.

Nach 9 Monaten Schwerstarbeit: Check-In mit Deinem Körper

Du bist unzufrieden mit Deiner Figur nach der Schwangerschaft? Glaube mir, da geht es Dir genauso wie den meisten anderen Frauen. Die Haut ist nicht mehr so straff wie zuvor, hier und da hast Du kleine Beulen und die Röllchen am Bauch und an den Hüften zeichnen sich deutlich ab?

Versuche das ganze einmal optimistisch zu betrachten: All das sind sozusagen Orden und Medaillen, die Dir für die tapfere, starke Leistung während der Schwangerschaft verliehen wurden! Sie bezeugen diese lange, harte aber wundervolle Reise, die Du und Dein Baby hinter Euch gebracht habt.

Es geht nicht in erster Linie darum, dass Du so schnell wie möglich die Wahl zur „Sexiest Mum Alive“ gewinnst, oder? Ganz genau. ;) An erster Stelle steht immer Deine Gesundheit und somit auch die Deines Babys! Aus diesem Grund, rate ich Dir von Herzen, alles zu tun, was Dir hilft Dich in Deinem Körper wohlzufühlen und Dein früheres Selbstbewusstsein wiederzuerlangen – das darfst Du allerdings nie auf Kosten Deiner Gesundheit tun, weil Du damit auch Dein Baby gefährdest. Attraktiver Körper hin oder her, das Baby kommt immer an erster Stelle.

Damit Du das Kleine gesund ernähren und mit Kraft versorgen kannst, ist allerdings auch Dein Wohlbefinden sehr wichtig. Die große Herausforderung ist, Deinem Baby in der Stillzeit nur das Beste zu bieten. Gleichzeitig gilt es außerdem genug Zeit zu finden, um abzunehmen und Deinen Körper wieder in Form zu bringen. Keine Sorge, ich bin da, um Dir auf diesem Weg so gut wie möglich zu helfen!

Erst einmal hoffe ich, dass Du die Kraft findest, Dich in Deinem Körper wohlzufühlen - indem Du die Leistung, die er während der Schwangerschaft erbracht hat, anerkennst. Immerhin hast Du neun Monate lang einen zweiten Körper mitgetragen! Da sind ein paar Kilos zu viel nicht der Weltuntergang, sondern lediglich eine neue Herausforderung nach der Schwangerschaft. Und glaube mir, das Abnehmen ist VIEL leichter, als das Kinderkriegen! Also nichts wie ran an den Speck. ;)

Aufgabe: Vor der Geburt vs. nach der Geburt: Alte Gewohnheiten durch neue ersetzen

Wenn Du gezielt abnehmen möchtest, musst Du Dich selbst am Schlafittchen packen und analysieren, was Du bisher falsch gemacht haben könntest. Wenn Du hier nicht ehrlich bist, schneidest Du Dich im Endeffekt in den eigenen Finger, also: Entweder ganz (abnehmen) oder gar nicht!

- Schnapp' Dir einen Stift und lege in Deinem Tagebuch eine **einfache Tabelle** an. Der Titel der linken Spalte sollte in etwa bedeuten „Alte Gewohnheiten," der Titel der rechten Spalte „neue Gewohnheiten/ Ziele."
- In der linken Spalte schreibst Du nun erstmal alle **schlechten Gewohnheiten** auf, die Du während der Schwangerschaft hast durchgehen lassen. Das kann zum Beispiel sein: „Vorm Fernseher habe ich oft Snacks wie Chips und Schokolade gegessen," oder: „Ich habe nicht darauf geachtet, was ich zu mir nehme, sondern gegessen, worauf ich gerade Appetit hatte."
- In der rechten Spalte schreibst Du nun auf, wie Du die alte, negative Gewohnheit in ihr **positives Gegenteil** umwandeln kannst. Für die Beispiele oben würde das in etwa lauten: „Ich esse keine Snacks vor dem

Fernseher," und: „Ich lasse mich nicht von meinem Appetit steuern, sondern esse kontrolliert und nehme nur gesunde Mahlzeiten zu mir."

- Nun hast Du es schwarz auf weiß: Die rechte Spalte wird Dir in der kommenden Zeit als **Leitfaden und Motivationshilfe** dienen. Baue die neuen Gewohnheiten Schritt für Schritt (z.B. eine pro Tag) in Deinen Alltag ein. Besonders an Tagen, an denen Du Dich schwach fühlst oder an Deinem Erfolg zweifelst, kannst Du Dir diese Ziele noch einmal vor Augen führen und neue Motivation tanken. Ich wünsche Dir viel Erfolg dabei!

Aufgabe: Ziele festlegen und falsche Vorbilder vermeiden

Nun kannst Du noch einen Schritt weitergehen: Konkretisiere ein Hauptziel, das Du in den kommenden 90 Tagen erreichen möchtest. Schreibe zusätzlich 2-3 Hilfsziele auf, die Dir dabei helfen werden, es zu erreichen. Im letzten Schritt schreibst Du kleine Dinge auf, die Du ganz leicht jeden Tag erledigen kannst und die Dich auf Dein Hauptziel hinsteuern.

WICHTIG: Bei dieser Aufgabe ist es zwar von zentraler Bedeutung, dass Du Ziele festlegst. Sie sind aber in erster Linie als Hilfsmittel gedacht, um Dir eine **Perspektive** zu bieten. Sie weisen Dir den Weg zu dem Körper, den Du eines Tages (wieder) haben willst. Du solltest diese Ziele allerdings nicht als absolute ‚Zwangsaufgaben' betrachten, die Du um jeden Preis zu erreichen musst. An allererster Stelle steht IMMER die Gesundheit Deines Babys! Wenn es also ein paar Monate länger dauert, bis die Pfunde schwinden - wen kümmert's! Hauptsache Du und das Baby sind glücklich und wohlauf. Genieße die ersten Monate mit Deinem Baby in vollen Zügen. Du weißt ja, was alle sagen: Die Kleinen werden viel zu schnell groß! ;)

- Schreibe dein **Hauptziel** mit einem fetten Stift gut sichtbar auf ein Poster an der Wand oder/ und in Dein Tagebuch. Dein

Hauptziel sollte es schon in sich haben, nach dem Motto: „Start small, dream big." (Wörtlich übersetzt etwa: Klein anfangen, aber groß träumen.) Dein Hauptziel ist ganz persönlich und entspricht in etwa dem, was Du Dir heimlich erträumst. Du musst und solltest dieses Hauptziel nicht in 90 Tagen erreichen.

Vielleicht ist das hier nur der Anfang auf dem Weg zu Deinem Traumbody. Aber das Formulieren Deines Hauptziels ist ein zentraler Schritt auf Deinem Weg zum Traumbody! Es kann in etwa lauten: „Ich möchte 20 Kilo abnehmen und klar definierte Muskeln haben."

- Als nächstes schreibst Du etwa **drei Hilfsziele** auf. Damit sind komplexe Schritte gemeint, die Teil des Weges zu Deinem Hauptziel sind. Für das Beispiel oben könnten die Hilfsziele in etwa so lauten:

  1. „Ich esse nur noch maximal X Kalorien pro Tag." (*Tipp*: Hier solltest Du

sicherstellen, dass die Zahl sicher für Dich und das Baby ist.)

2. „Ich mache regelmäßig Sport."

3. „Ich stelle sicher, dass ich mir genug Zeit für meine Gesundheit nehme."

- Im letzten Schritt kannst Du nun kleine, ganz konkrete **Kurzzeit-Ziele** notieren, die Du jeden Tag bewältigen kannst. Auch sie sollten auf Dein Hauptziel hinsteuern. Zum Beispiel:

  „Ich esse keine ungesunden Snacks mehr auf die Schnelle zwischendurch, sondern drei regelmäßige, gesunde Mahlzeiten."

  „Ich esse keine Schokolade mehr."

  „Ich esse keine Chips mehr."

  „Ich schränke meinen Konsum von fettigen Speisen mit viel Sahne oder Butter ein (z.B. Pizza, Pasta Carbonara, Desserts)."

  „Ich trinke keine Limonaden, sondern nur noch Wasser."

Dir sind keine Grenzen gesetzt, je mehr Kurzzeitziele Du formulieren kannst, desto konkreter wird Dein täglicher Ernährungsplan. Los geht's!

Kapitel 2: Dein Ernährungs- und Fitness-Plan nach der Geburt

Stillzeit: Abnehmen ohne Diät

Während der Stillzeit ist eine ‚herkömmliche' Diät voller Verbote und Entbehrungen nicht möglich, da Du damit die Gesundheit Deines Babys gefährden könntest. Das bedeutet allerdings keineswegs, dass Du wie die Made im Speck leben sollst. ;) Du kannst durchaus auch während der Stillzeit Gewicht verlieren. Wie das ohne Diät und intensiven Sport möglich sein soll?

Ganz einfach: Du kannst auf natürliche, schonende Weise schon in den ersten 90 Tagen einige Kilos verlieren, indem Du Dich bewusst und gesund ernährst. Dein Körper wird einen Großteil der angesammelten (Fett-) Reserven ohnehin für das Stillen aufbrauchen. Des Weiteren unterstützt Dich regelmäßige, bewusste und schonende Bewegung - die Dich nie überfordern sollte - dabei wieder fit zu werden!

Die gute Nachricht: Schon bei der Geburt verlierst Du fünf bis maximal zehn Kilo. Das Kind wiegt im Durchschnitt etwa drei bis vier Kilo, die Plazenta etwa ein halbes Kilo, das Fruchtwasser um die 1,5 Kilo. Zusätzlich verlierst Du bei der Geburt natürlicherweise etwa 300 Gramm Blut. Durch die Anstrengung bei der Geburt und durch vermehrtes Schwitzen im Wochenbett, verschwindet außerdem auch ein großer Teil der natürlichen Wassereinlagerungen (diese kommen häufig in

Armen und Beinen vor).

Während der Stillzeit saugt Dir das Baby außerdem regelrecht die zusätzlichen Kilos ab. Dein Körper wusste schon, was er tut, als er während der Schwangerschaft ständig Appetit signalisiert hat: So hast Du notwendige Fettreserven aufgebaut, um Dein Baby nach der Geburt mit den optimalen Nährstoffen beim Wachsen zu versorgen. Viele Frauen, die sich sowohl vor, als auch nach der Geburt, ausgewogen ernährt haben, haben kaum Probleme beim Abnehmen. Der Schlüssel lautet wie so oft: Gesunde Ernährung!

Die kann Sport nicht ersetzen, aber trägt zu den positiven Effekten erheblich bei. Du solltest während der Stillzeit nicht ‚über den Hunger' essen. Sonst werden die bereits bestehenden Reserven nicht abgebaut, sondern wachsen weiter! Natürlich ist es unheimlich verlockend, (fast) all die heißgeliebten Speisen wieder essen zu dürfen. Die

Ausrede, dass du ‚für zwei' essen musst, gilt nach der Geburt aber leider nicht mehr. ;)

Es ist schon richtig, dass stillende Mütter teilweise bis zu 500 zusätzliche Kalorien pro Tag benötigen. Das klingt zwar erst viel, wird aber auch als ‚gering erhöhter Kalorienbedarf' bezeichnet. Diese Zahl mag vielleicht dem sündhaft-leckeren Stück „Death-by-Chocolate"-Kuchen entsprechen… aber genauso entspricht sie fünf lecker-saftigen Äpfeln. Du siehst schon, worauf ich hinaus möchte: Wenn Du ernsthaft abnehmen möchtest, bedarf es keiner Wunder-Diät und keinem Personal Trainer. Alles was Du brauchst, ist ein starker Wille zum Abnehmen und etwas Disziplin, um Deine Essgewohnheiten im Zaum zu halten. Ich weiß: Du schaffst das!

Achtung: Während der Schwangerschaft hat Dein Körper in den Fettreserven Schadstoffe eingespeichert, die auf natürlichem Weg abgebaut werden können. Wenn Du während der Stillzeit allerdings eine radikale Diät eingehst, werden diese Fettreserven angegriffen und Schadstoffe freigesetzt. Über die Muttermilch können sie direkt in den Körper Deines Babys gelangen. Aus diesem Grund gilt während der Stillzeit:
„Gesund und kontrolliert essen? JA.
Diät? Absolut NEIN!“

Eat Fit: Die 10 besten Ernährungstipps

1. Schnelle, unkomplizierte Gerichte

Viele Mamas neiden dazu, auf Süßigkeiten, Kuchen, belegte Brötchen oder Fertiggerichte zurückzugreifen, weil es eben schnell gehen soll. Damit tust Du Dir selbst und dem Kleinen aber im Endeffekt keinen Gefallen. In diesen schnellen Happen sind meist nicht ausreichend Nährstoffe, dafür aber reichlich Dickmacher, enthalten.

Die Lösung? Koche so oft wie möglich selbst. Ich weiß, das ist schwer, weil Dir oft die Energie und Zeit dafür fehlen. Es ist allerdings machbar, wenn Du die folgenden Tipps befolgst:

- **Teamwork, Schatz!** Binde Deinen Partner soweit es geht mit ein. Ihr könnt Euch mit dem Kochen abwechseln, oder Aufgaben entsprechend der verfügbaren Zeit aufteilen.
- **Vorkochen.** Koche mehrere Portionen vor, die Du anschließend ganz leicht auftauen oder aufwärmen kannst.
- **Gesunde Fertiggerichte.** Falls einmal doch kein Weg um ein Fertiggericht herumführt: Auch hier gibt es gesunde Optionen! Die erhältst Du z.B. im Bioladen (oft auch vegetarisch, also kalorienärmer und gesund). Auch im herkömmlichen Supermarkt gibt es leckere, kalorienarme Optionen im Kühlregal (z.B. von Weight Watchers oder Brigitte Diät). Diese Fertiggerichte solltest Du allerdings nur im Notfall heranziehen.

- **Frisch Selbstgekochtes** ist immer die beste Option, weil es die meisten Nährstoffe enthält!
- **Gesunde Zwischenmahlzeiten.** Greife anstatt zur Tüte Kartoffelchips lieber zu einem Snack, der gut schmeckt UND Dir und dem Baby gleichzeitig etwas Gutes tut. Eine kleine Schale Obst mit frischem Naturjoghurt (ungezuckert), eine Scheibe Brot mit Tomaten, Avocado und Kresse oder ein paar Spalten Möhren oder Paprika (nach Belieben mit Hummus) sind einfach köstlich zwischendurch!

Tipp: Mit der Zeit wirst Du ein immer besseres Gefühl dafür bekommen, welche Lebensmittel Dir beim Abnehmen am besten helfen. Gleichzeitig erfährst Du, was Deinem Baby (über die Muttermilch) am besten bekommt.
Eure Lieblingsrezepte, die besonders köstlich, leicht und schnell zubereitet sind, kannst Du in Deinem Tagebuch festhalten oder ein separates **Rezepte-Buch** dafür anlegen. So hast Du in einem stressigen Moment oder an einem Tag ohne Einfälle immer ein Hilfsmittel zur Hand, das Dir prompt tolle Ideen liefert!
Besonders praktisch: Rezepte, die Du ausdrucken oder aus Magazinen ausschneiden und ganz flott in Deinem Buch aufkleben kannst.

2. Kalorienbedarf im Auge behalten

Wenn Du bisher noch nicht auf den Nährstoff- und Kaloriengehalt Deiner Lebensmittel geachtet hast, wird es jetzt allerhöchste Zeit. Schließlich trägst Du nicht mehr nur die Verantwortung für Deine eigene Ernährung und Gesundheit, sondern auch für die Deines Babys. Lese Dir gewohnheitsmäßig die Angaben auf der Rückseite der Verpackung durch. So bekommst Du nach und nach ein Gefühl dafür, wieviel Energie in deiner Nahrung enthalten ist – und wieviel davon Du wirklich brauchst.

Ein Apfel enthält zum Beispiel im Durchschnitt 100 kcal. Ein cremiger Sahnejoghurt hat oft schon mal ganze 250 kcal in sich. Indem Du anstatt dem Joghurt einen Apfel isst, kannst Du also ganze 150 kcal einsparen. Auf diese Weise kannst Du Deine Tageszufuhr an Kalorien regulieren.

Ich weiß, am Anfang ist das ganz schön verwirrend und sieht nach viel Aufwand aus. Allerdings wirst Du viele Nährwertangaben Deiner Lieblings-Nahrungsmittel schnell auswendig lernen. Daraus kannst Du Dir dann viele andere ableiten. Das

Ganze wird schnell zur Routine. Und Du wirst feststellen: Es ist ein tolles, befriedigendes Gefühl, wenn Du bei Deiner Ernährung das Steuerrad übernimmst – nicht mehr Dein Magen! ;)

Kalorienbedarf nicht überschreiten. Du solltest vor allem darauf achten, dass Du Deinen täglichen Bedarf an Kalorien nicht überschreitest. Erkundige Dich am besten bei einer Hebamme oder Deinem Arzt nach Deinem täglichen Kalorienbedarf. Nur so kannst Du auf Dauer Kilos verlieren.

Zusätzlich solltest Du darauf achten, dass Du die aufgenommene Energie auch tatsächlich verbrennst, z.B. durch Spaziergänge oder Sport mit dem Baby. Eine kleine Motivationshilfe: Alles, was nicht verbrannt wurde, lagert sich auf den Hüften und am Bauch ab! ;)

Zur Orientierung: In einer regulären Diät wird

normalerweise ein Kaloriendefizit empfohlen. Das bedeutet, dass Du weniger Kalorien zu Dir nimmst, als Dein Körper am Tag verbraucht. So wird der Körper quasi gezwungen, die benötigte Energie aufzubringen, indem er die eingelagerten Fettreserven anzapft. Auf diese Weise verlieren Menschen während einer Diät überschüssige Kilos. Während der Stillzeit ist das allerdings NICHT ratsam. Warum, hast Du ja bereits oben erfahren (Schadstoffe im Fettgewebe).

3. Viel Wasser trinken

Besonders während der Stillzeit ist es extrem wichtig, dass Du viel trinkst. Für die Milchproduktion benötigt Dein Körper viel zusätzliche Flüssigkeit. Die Trinkmenge des Babys hängt von seinem ständig wachsenden Körpergewicht ab (etwa 170ml/Kilo Körpergewicht). Im Schnitt sind das zwischen einem halben Liter und mehr pro Tag – allein für das Baby. Hinzu kommt Dein eigener

Wasserbedarf.

Wenn Du Dich viel bewegst oder Sport treibst, steigt der Wert noch einmal. Wenn Du wieder etwas trainieren möchtest, solltest Du also immer sichergehen, dass Du ausreichend trinkst. Wenn Dein Körper nicht ausreichend mit Wasser versorgt ist, kann es sogar dazu kommen, dass Du Dein Baby nicht mehr stillen kannst, weil die Milch versiegt.

Abgesehen von Deinem erhöhten Wasserbedarf, hilft das Trinken auch gegen plötzlich aufkommenden Appetit oder Heißhunger. Trinke jedes Mal, wenn Dir nach einem Bissen zumute ist, ein großes Glas Wasser oder Kräutertee (ohne Zucker, ohne Koffein). Das stillt vorerst Deinen Hunger und versorgt Dich mit wichtiger Flüssigkeit, bis zur nächsten Mahlzeit.

4. Stoffwechsel und Fettverbrennung ankurbeln (Fatburner nutzen)

Wenn Du Dich weniger bewegst – wie es z.B. während der letzten Wochen der Schwangerschaft oft der Fall ist - kann es dazu kommen, dass dein Stoffwechsel herunterfährt. Er benötigt nicht mehr so viel Energie für die Bewegung, also fährt er auch die Verbrennung/ Produktion von Energie herab. Wenn Du nach der Geburt abnehmen möchtest, musst Du oft deinen Stoffwechsel neu ankurbeln.

Es lohnt sich einen Blick auf Deinen Stoffwechsel und somit die Fettverbrennung zu werfen. Hast Du oft kalte Füße oder Durchblutungsprobleme? Fühlst Du Dich oft schlapp und lustlos, so als hättest Du keine Energie? Das können Anzeichen dafür sein, dass Dein Stoffwechsel ein wenig eingeschlafen ist.

Wie Du es schaffst ihn wieder aufzuwecken? Mit den folgenden Tipps:

- **Bewegung.** Sie ist das A und O, um den Körper - und damit all seine natürlichen Funktionen – wieder in Schwung zu bringen. Schnapp Dir das Kleine und den Buggy und los geht's an die frische Luft! ;)
- **Ausgewählte Nahrungsmittel**. Gesunde Ernährung ist der entscheidende Faktor, auch in Bezug auf Deinen Stoffwechsel. Wenn Du Dich bewusst ernährst, wird Dein ganzer Körper positiv darauf reagieren und sich zu einem Großteil selbst regenerieren.
- **Fatburner.** Beim Abnehmen kann es außerdem helfen, wenn Du Deine Fettverbrennung durch sogenannte Fatburner (Fett-Verbrenner) ankurbelst. Dazu zählen zum Beispiel Grapefruit, Ingwer, Chili, Grüner Tee und Avocado. Diese Lebensmittel werden als Fatburner momentan ziemlich gepusht. Ihre Wirkung ist jedoch nicht unbedingt medizinisch erwiesen. Du solltest Dich daher nicht allein auf Diese Lebensmittel verlassen.

Am effektivsten ist immer noch Bewegung in Kombination mit einer ausgewogenen Ernährung!

5. Diszipliniert und strukturiert essen

Option A. Viele Mütter nehmen während der Stillzeit zu, weil sie unkontrolliert hier und da einen kalorienreichen Snack verputzen, der schnell sattmacht. Das ist im Endeffekt nicht gut für Dich oder Dein Baby, weil Du wahrscheinlich meist zu ungesunden Snacks greifst – die sind eben schneller im Mund. ;)

Anstatt hier und da etwas zu knabbern, solltest Du Deine täglichen Mahlzeiten strukturieren und sie so gut wie möglich vorausplanen, um Zeit zu sparen. Im besten Fall solltest Du drei Hauptmahlzeiten und zwei kleinere Snacks über den Tag verteilt zu Dir nehmen. Auf diese Weise vermeidest Du auch die wohlbekannten und gefürchteten, Heißhunger-Attacken.

Option B: Es fällt Dir schwer die Zeit zu finden, um zwischen dem Stillen auch noch eine gesunde Mahlzeit für Dich zuzubereiten? Dann passe Dich dem Rhythmus Deines Kleinen an und nehme mehrere kleine Mahlzeiten (bis zu sieben) über den Tag verteilt zu dir. Gesunde Snacks sorgen dafür, dass Du nicht hungerst und die Pfunde schwinden. Außerdem helfen sie auch dabei Dein Kind gesund großzuziehen.

Tipp: Eine nähere Anleitung für die ‚Sieben Mahlzeiten' und leckere Snack Rezepte findest Du zum Beispiel in dem Ratgeber „Abnehmen nach der Schwangerschaft" von Birgit Zebothsen.

6. Kein Alkohol, kein Koffein, kein Nikotin

Alles, was Du zu Dir nimmst, gelangt über die Muttermilch auch direkt in den Körper des Babys. Aus diesem Grund gilt auch während der Stillzeit ein weitgehendes Verbot für Alkohol, Koffein (in Form von Kaffee oder schwarzem und grünem Tee) und Nikotin/ Zigaretten etc. Diesen Spielereien solltest Du ohnehin schon seit dem Kinderwunsch oder zu Beginn der Schwangerschaft entsagt haben. Also ist die Überwindung halb so schlimm.

Tipp: Wenn Du Dir ein seltenes Gläschen Wein oder ein Bier mit Freunden so ganz und gar nicht verkneifen kannst, besteht die Möglichkeit im Voraus Milch abzupumpen. So hat Dein Körper genügend Zeit, um den Alkohol während der Stillpause abzubauen. (Hinweis: Dieser Tipp stammt von der Ärztin und Stillberaterin Gudrun von der Ohe aus Hamburg.)

7. Festen Regeln folgen

Gerade, weil du während der Stillzeit wenig Ruhe hast, solltest Du es Dir zur Gewohnheit machen instinktiv festen Regeln zu folgen. Dazu zählt unter anderem die Regel mit der festen Anzahl an Mahlzeiten pro Tag (drei große, bzw. sieben kleine, usw.).

Außerdem kannst Du Dich an dieser Stelle auf die neuen Gewohnheiten und Kurzzeitziele berufen, die Du zu Beginn in Deinem Tagebuch notiert hast. Dazu zählen alltägliche Rituale und Regeln, wie: Keine Schokolade essen, keine gesüßten Getränke mehr oder eine halbe Stunde Bewegung pro Tag.

Tipp: Stelle nicht übermäßig viele Regeln auf, an die Du Dich später nicht halten kannst. Je mehr Du Dich selbst einschränkst, desto größer wird die Versuchung, Dich gegen diese Regeln zu widersetzen.

Ein paar klare Regeln (etwa maximal zehn), an die Du Dich strikt hältst, sind alles, was Du brauchst. Nur, wenn Du auf diese Weise Deine Gewohnheiten änderst, wirst Du abnehmen UND das Gewicht auch dauerhaft halten können.

8. Wenig Fett, bzw. nur gesunde Fette

Du möchtest Deinem Baby eine optimale Wachstumsgrundlage bieten und gleichzeitig Gewicht verlieren? Dann solltest Du darauf achten, nicht zu viele ungesunde und fette Lebensmittel zu Dir zu nehmen (v.a. Fast Food, Frittiertes, Süßigkeiten, Gebäck).

Allerdings sind die **richtigen Fette** sehr wichtig für Deine Gesundheit und die des Kleinen. Dazu zählen vor allem ungesättigte Fettsäuren. Sie sind z.B. in fettreichem Seefisch (u.a. Lachs, Hering, Makrele, Thunfisch), Avocados, Olivenöl, Rapsöl, ganzen Oliven und Nüssen zu finden. Ungesättigte Fettsäuren sorgen unter anderem für eine gesunde Entwicklung des Gehirns Deines Babys.

Wie bei allen Lebensmitteln gilt natürlich auch für die ungesättigten Fettsäuren, dass Du alles in Maßen genießen solltest - nicht zu viel und nicht zu wenig!

Neben gesunden Fetten sind **Kohlenhydrate** und **Proteine** (Eiweiß) auch wichtig für eine optimale Nährstoffversorgung. Gemeinsam bilden all diese Nährstoffe die Grundlage für eine vollwertige Ernährung, die Euch beide optimal mit Nährstoffen versorgt.

9. Vollwertige Lebensmittel: Qualität statt Quantität

Warum ist Vollwertkost so beliebt? Weil sie länger satt macht und dem Körper die optimalen Bedingungen für ein gesundes, glückliches Leben bietet. Wenn Du Lebensmittel zu Dir nimmst, die mehr Nährstoffe enthalten, entwickeln sich gleich zwei Vorteile daraus: Erstens musst Du weniger essen, um satt zu werden. Zweitens bieten diese Lebensmittel Deinem Körper - und somit auch dem Baby – alle wichtigen Grundlagen für Gesundheit, Wohlbefinden, Energie, Wachstum und Immunstärke.

Mehr zu **vollwertigen Lebensmitteln** findest Du hier:

- **Frisches Obst und Gemüse**
  - **Tipp:** Durch die Muttermilch wird der Stoffwechsel des Babys direkt beeinflusst. Aus diesem Grund kannst Du (bei Bedarf) darauf achten, dass Du hauptsächlich säurearmes Obst und milde Gemüsesorten zu Dir nimmst. Ansonsten könnte das Baby Blähungen, Verdauungsprobleme oder Bauchschmerzen bekommen. Es lohnt sich jedoch, verschieden Lebensmittel auszuprobieren, da jedes Baby anders reagiert. Nur selten treten bei den Kleinen überhaupt Beschwerden auf. Außerdem sind alle Obst- und Gemüsesorten hilfreich für eine gesunde Ernährung und sollten nicht aus reiner Vorsicht von Deinem Speisezettel gestrichen werden.

Milde Gemüsesorten: Spinat, Möhren, Brokkoli, Fenchel

Säurearmes Obst: Apfel, Banane, Birne, Weintraube, Aprikose, Mango, Avocado

- **Vollkorn-Produkte** (enthalten Ballaststoffe, sind gut für die Verdauung und halten länger satt): Vollkorn-Reis, -Nudeln und –Brot, Samen, Nüsse
- **Eiweißhaltige Lebensmittel** (enthalten hochwertiges Protein, Zink, Eisen und B-Vitamine): Puten-, Hähnchen- oder Rindfleisch, Fisch, Eier, Magerquark, Nüsse (z.B. Mandeln), Tofu
- **Milchprodukte** versorgen Dich während der Stillzeit mit wichtigem Kalzium. Auch andere Lebensmittel wie Mandeln, Brokkoli und Brennnesselsamen sind optimale Kalzium-Quellen. Sie können nach Belieben als Ergänzung und für den Fall einer Unverträglichkeit als Ersatz für Kuhmilchprodukte verwendet werden.

Achtung: Hülsenfrüchte, Knoblauch, Zwiebeln und Kohl können eventuell (auch) beim Baby Blähungen hervorrufen. Falls Du während der Stillzeit bei Deinem Baby Beschwerden feststellst, solltest Du einen Arzt um Rat bitten. Im Falle einer Unverträglichkeit solltest Du zum Wohle Deines Kindes besser darauf verzichten.

10. Nach Appetit essen

Es ist wichtig, dass Du während der Stillzeit ausreichend mit Nährstoffen versorgt bist. Aus diesem Grund macht es absolut keinen Sinn zu hungern oder eine Diät einzugehen, die verspricht, dass Du „In zwei Wochen zwei Kilo abnehmen" könntest.

Iss dann, wenn Du Appetit und worauf Du Lust hast. Wichtig ist jedoch die Wahl der Lebensmittel, die hauptsächlich den oben genannten Regeln entsprechen sollten. Wenn Du Dich ausreichend bewegst und Dich ausgewogen ernährst, sind auch kleine Verwöhn-Momente erlaubt. Hier und da ein Stückchen dunkle Schokolade schadet nicht und ist Futter für die Seele. ;)

Get Fit: Die 10 besten Fitnesstipps

Spreche am besten mit Deinem Arzt ab, wann ein guter **Zeitpunkt** ist, um wieder mit dem Training zu beginnen. In den ersten zwei bis drei Monaten nach der Geburt solltest Du es mit dem Sport sehr langsam angehen, um Deinen Beckenboden nicht zu strapazieren. Frühestens sechs bis acht Wochen nach einer natürlichen Geburt darfst Du mit dem ersten Sport, insbesondere der Rückbildungsgymnastik, beginnen. Bei einem Kaiserschnitt kann es sogar bis zu 13 Wochen dauern.

Es ist sehr wichtig, dass Du während der Stillzeit

viel trinkst, weil Dein Körper zur Milchproduktion zusätzlich bis zu 0,8 Liter **Wasser** benötigt. Besonders den zusätzlichen Wasserverlust durch Sport musst Du durch ausreichend Trinken ausgleichen.

Gaaaanz wichtig: Keine Überbelastung. So gern Du auch ganz schnell abnehmen würdest, solltest Du Deinen Körper während der Stillzeit auf keinen Fall zu viel belasten.

Tipp: Am besten stillst Du vor dem Sport, damit Du keine Spannung in den Brüsten spürst. Während dem Sport produziert der Körper außerdem **Milchsäure**, die wieder abgebaut werden muss. Wenn Du nach dem Sport stillst, kann die Milchsäure aus Deinem Blut in die Milch gelangen. Sie ist nicht direkt schädlich, aber der bittere, säuerliche Geschmack könnte Deinem Baby den Appetit verderben.

Ein weiterer Pluspunkt für **Sport *nach* dem Stillen**: Wenn Du Dein Baby schon vor dem Sport gestillt hast, wird es wahrscheinlich satt und zufrieden schlummern. So kannst Du Dir ohne Sorgen Zeit für etwas Bewegung nehmen.

1. Rückbildungs- und Beckenbodengymnastik

Kurse für die Rückbildung und Stärkung der Beckenbodenmuskulatur werden bei den meisten Hebammen angeboten. Weil sie besonders wichtig sind, übernehmen viele Krankenkassen einen Teil der Kosten. Bei diesen Kursen werden durch gezielte Übungen die mehrschichtige Muskulatur des Beckenbodens, sowie die tiefe untere Bauchmuskulatur und die Rückenmuskulatur, gestärkt.

Du kannst idealerweise 6-8 Wochen nach der Geburt damit anfangen. Bei einem Kaiserschnitt wird oft empfohlen, frühestens acht Wochen nach der Entbindung mit einem Kurs zu beginnen. Wenn Du während der Übungen noch Schmerzen hast oder Kreislaufprobleme bekommst, solltest Du es erst zu einem späteren Zeitpunkt wieder versuchen.

Oft sind die Kurse so ausgelegt, dass das Baby mitkommt. So können die Kleinen erste Kontakte knüpfen. Bei gemeinsamen Übungen wird außerdem die Mutter-Kind-Bindung gestärkt. Je nach Deinem Tagesrhythmus kannst Du frei zwischen Kursen am Abend (ohne Baby) oder Kursen tagsüber (mit Baby) wählen.

2. Krafttraining: Übungen zwischen den Stillphasen

Die Ruhepausen Deines Babys lassen sich auf diverse Weise nutzen. Du kannst Dich zum Beispiel in Ruhe auf ein paar Kraftübungen konzentrieren, während das Kleine schlummert.

Erkundige Dich am besten bei einer Hebamme, Deinem Arzt, auf YouTube-Kanälen oder in Kursen für stillende Mütter nach den Übungen mit den besten Kritiken oder Empfehlungen von anderen Müttern. Du kannst zum Beispiel viele der Übungen aus dem Rückbildungskurs auch bequem zuhause wiederholen – mitunter geht das sogar ganz nebenbei, während dem Stillen!

Du solltest es nicht übertreiben und wie besessen mehrmals wöchentlich ins Fitnessstudio rennen, um schnellstmöglich abzunehmen. Das kann Deinem Baby schaden, weil der gesunde Fettvorrat zu schnell abgebaut wird. Oft setzt nach einer solchen ‚Blitzdiät' außerdem ein Jo-Jo-Effekt ein - wodurch Du mehr zunimmst, als Du vorher auf die Waage gebracht hast.

Tipp: Alle Übungen, die dazu dienen die Rückenmuskulatur zu stärken, sind super! Sie beugen Schmerzen und Überbelastung vor, die durch das Tragen des Babys entstehen können. Übungen wie Sit-Ups, die den Beckenboden strapazieren, sind eher ungeeignet.

3. Gelassener werden durch Entspannungsübungen

Zwischen Stillen, Schlafen und Windeln wechseln bleibt kaum eine freie Minute. Diese Situation kennen alle Eltern mit Babys. Es ist allerdings enorm wichtig, Dir zwischendurch Pausen zu gönnen, den Körper ruhen zu lassen. Bewegung ist gesundheitsfördernd, aber Ruhepausen sind es ebenso!

Stress wirkt sich direkt auf Deinen Appetit, Deine Verdauung und Deine Gesundheit aus. Gönne Dir ausreichend Schlaf, um Deinen Körper zu regenerieren – so schwer das auch sein mag. Einer der zahlreichen Schlaf-Tipps für die Stillzeit ist, immer ein Nickerchen zu machen, wenn Dein Kind eines macht. Hier findest Du ein paar weitere Tipps zur Entspannung.

Entspannungs-Ideen:

- ein erholsames Bad mit einem aromatischen Badezusatz
- eine Weile mit einem guten Buch auf der Couch
- Meditation (z.B. mithilfe einer CD, eines Videos oder Podcasts)
- ein Nickerchen oder Mittagsschlaf zusammen mit dem Baby

4. Sport mit Baby: Cardio-Training

Um die ‚Pumpe wieder in Gang' zu bringen, sprich Dein Herz ordentlich pumpen zu lassen, um den Kreislauf anzukurbeln und Kalorien zu verbrennen, kannst Du durchaus mit dem Baby Cardio-Training machen. Darunter versteht man **Herz-Kreislauf- oder Ausdauer-Training**. Du bewegst Dich für geraume Zeit (z.B. 30-60 Minuten) in einem regelmäßigen, auf Dauer machbaren und angenehmen Tempo.

So kräftigst Du Deinen Körper und erhöhst Dein Durchhaltevermögen. Mit dem Cardio-Training solltest Du allerdings frühestens während oder besser nach der Rückbildungsgymnastik (etwa acht Wochen nach der Geburt) beginnen.

Gut zu wissen: Das Gegenteil von Cardio ist **HIIT** (High-Intensity Interval Training), bei dem Du Dich für kurze Zeit sehr schnell bewegst. Ein Beispiel dafür sind Übungen im Fitnessstudio, wie zum Beispiel Zirkeltraining mit wiederholten Sätzen von Übungen. HIIT ist während der Stillzeit (vor allem in den ersten Monaten) weniger geeignet. Du solltest Dich eher auf verschiedene Arten von Ausdauertraining beschränken.

Beispiele für Cardio-Training:

- **Joggen** (mit dem Baby im Buggy): Achte beim Joggen darauf, dass Du einen gut stützenden BH trägst, um keine Schmerzen beim Auf und Ab zu verursachen. Ansonsten reiben sich auch die Brustwarzen schnell an der Kleidung auf, was beim Stillen sehr schmerzhaft sein kann.
- **Radeln** (mit dem Baby im Tragegurt oder im praktischen Kinder-Anhänger): Schwing Dich (mit oder ohne Baby) aufs Fahrrad und genieße die schöne Landschaft, während Du Kalorien verbrennst. Auch Dein Partner kann mitmachen – so macht es gleich doppelt Spaß! ;)
- **Schwimmen** (ohne Baby oder Aqua-Fitness mit Baby): Sport zu treiben bietet sich besonders in den Abendstunden an, wenn das Baby schläft. Wenn Du gern mit dem Kleinen plantschen möchtest, ist Aqua-Fitness eine tolle Lösung (siehe unten).

Tipp: Gönne Dir nach jedem Training einen hochwertigen **Proteinshake** (es gibt mittlerweile auch tolle vegetarische und vegane Optionen). Der versorgt Dich mit dringend benötigtem Eiweiß für Deine Muskeln und das Kleine. Außerdem machte er satt und so kannst Du erst einmal gesättigt in Ruhe stillen und danach eine richtige Mahlzeit zubereiten.

5. Spazierengehen oder Walken

Eine tolle Art und Weise, um mit Deinem Baby an die frische Luft zu kommen, ist das Spazierengehen. So kann das Kleine mit Begeisterung die Welt kennenlernen. Gleichzeitig bewegst Du Dich auf entspannte, nicht belastende Weise. Auch als ‚Quality Time' mit dem Rest der Familie (Papa/ Mama, Oma/ Opa, Tante/Onkel) sind Spaziergänge bestens geeignet.
Schnall' das Kleine, wenn es groß genug ist, in den wendigen, handlichen Buggy (ein großer Kinderwagen wird auf engen oder gut besuchten

Wegen schnell lästig) – und los geht's! Ihr könnt im flotten Tempo durch den Wald walken oder gemächlich durch den Park spazieren. So triffst Du auch ganz leicht andere Mütter, die sich Dir eventuell anschließen möchten.

6. Schwimmen

Egal ob Du im Hallenbad, im Meer oder im nahen Baggersee schwimmen gehst: Sport im Wasser ist eine tolle Art, um Deinen Körper schonend wieder fit zu machen. Du kannst entweder allein gehen, wenn Dein Baby abends schlummert oder es einfach mitnehmen.
Alle Babys sind neun Monate lang im Fruchtwasser geschwommen und lieben oft das Gefühl im Wasser zu sein. Die Bewegung tut sowohl dem Baby, als auch Dir gut.

Was Du beachten solltest, wenn Du mit dem Baby schwimmen gehst:

- **Wassertemperatur:** Babys können ihre Körpertemperatur noch nicht optimal selbst regulieren. Daher solltest Du darauf achten, dass das Wasser nicht zu kalt oder zu warm ist.
- **Keime:** In öffentlichen Bädern (und besonders in oft nicht überwachten Baggerseen), sind Keime vorhanden. Besonders junge Babys sind diesen gegenüber empfindlicher als Kinder und Erwachsene. Informiere Dich am besten beim Arzt oder der Krankenschwester, wann eine gute Zeit für Dein Baby ist, um das erste Mal schwimmen zu gehen.
- **Stillen im Schwimmbad:** Das Stillen im Schwimmbad ist gar kein Problem. An der Brustwarze befinden sich vergleichsweise weniger Keime, als wenn das Baby im Wasser ist. Es wird beim Stillen also nichts Bedenkliches zu sich nehmen. (**Tipp:** Wenn etwas Milch aus den Brüsten ins Wasser gelangt, ist das gar kein Problem für die anderen Badegäste und sollte Dich nicht stören.)

- **Brustwarzen:** Du musst Dir keine Sorgen machen, dass Deine Brustwarzen Keime aufnehmen oder austrocknen. Nur, wenn Du Dich sehr viel im Wasser aufhältst, könnten die Brustwarzen eventuell austrocknen. Dieses Problem ist allerdings schnell mit einer Brustwarzensalbe oder einer unparfümierten Körperlotion behoben.

7. Aquagymnastik und -fitness

Wassergymnastik oder Aqua-Fitness ist sowohl für die Schwangerschaft, als auch für die Stillzeit geeignet. Dabei wird der von der Geburt strapazierte Beckenboden nicht übermäßig belastet. Auch für die Gelenke, Sehnen und Bänder ist die Bewegung im Wasser besonders schonend, weil das Körpergewicht vom Wasser mitgetragen wird. Je nach Bedarf kannst Du die Übungen entsprechend mehr oder weniger intensiv ausführen.

Bei der Aqua-Fitness werden die speziellen Eigenschaften des Wassers genutzt. Du machst Übungen, die Du vielleicht bereits von anderen Sportarten an Land kennst. Durch das Eigengewicht des Wassers werden allerdings mehr Muskelpartien, auf eine schonendere Weise, beansprucht. Zwei Fliegen mit einer Klappe!

8. Pilates

Besonders wenige Wochen nach der Geburt ist es wichtig, dass Du (z.B. zusätzlich zur Rückbildungsgymnastik) mit sanften Sportarten ins Training einsteigst. Pilates ist eine tolle Art, um mit systematischem Ganzkörpertraining Deine Beckenboden-, Rücken- und Bauchmuskeln zu stärken.

Beim Pilates-Training geht es darum, die Muskeln mit Hilfe Deines Geistes zu kontrollieren und zu steuern. Die Übungen finden vor allem auf einer Matte, sowie mit speziell entwickelten Geräten, statt.

Ein zusätzlicher Pluspunkt: Du musst nicht unbedingt einen Kurs besuchen, sondern kannst die Übungen ganz bequem Zuhause machen, wenn das Baby gerade Pause macht. Besonders praktisch sind Videos auf YouTube oder Kurse auf DVD, die Du einschalten kannst.

9. Yoga

Auch Yoga ist eine tolle, schonende Möglichkeit, um nach den Strapazen der Geburt nach den ersten Monaten wieder ins Training einzusteigen. Du kannst damit nach der Rückbildung oder (mit dem OK Deiner Hebamme) auch ergänzend zur Rückbildung beginnen.

Yoga hilft Dir dabei Deinen Körper und gleichzeitig Deinen Geist zu stärken. Bei den Übungen dreht sich vieles darum, bewusst in Deinem Körper zu sein. So erneuerst Du das Gefühl für Deinen Körper, das nach der Schwangerschaft oft fehlt, weil Dein Fokus vor allem beim Baby liegt. Yoga kann Dir dabei helfen, Deinen Körper zu akzeptieren und ihn neu lieben zu lernen.

Tipp: Es gibt spezielle Kurse für **Rückbildungsyoga**, bei denen die Übungen vor allem auf Deinen Beckenboden abzielen. Oft kannst Du hier auch Dein Baby mitbringen.

10. Kanga: Abnehmen mit dem Kind am Körper

Beim trendigen Kanga-Training werden die Übungen dadurch intensiviert, dass Du Dein Baby in einer Trage am Oberkörper trägst. Durch dieses zusätzliche Gewicht verbrennst Du mehr Kalorien. Außerdem wird durch die Körpernähe die Mutter-Kind-Bindung gestärkt.

Beim Kanga geht es darum, mit dem Baby Muskulatur aufzubauen und wieder fit zu werden. Beim Training werden unterschiedliche Sportarten miteinander vereint. Dazu zählen unter anderem:

Gymnastik, Yoga, Pilates, Sport mit Kinderwagen und vieles mehr. Es macht riesig Spaß mit den kleinen und anderen Müttern gemeinsam an Deiner Fitness zu arbeiten – probiere es mal aus! ;)

Aufgabe: Dein Fitness-Plan

Nachdem Du all diese hilfreichen Tipps kennengelernt hast, ist es nun an der Zeit, sie in Deinen Alltag einzubauen. Lege auf einem gut sichtbaren Poster und/ oder in Deinem Tagebuch Deinen persönlichen Fitness-Plan an. Du kannst die Übungen nach Wochentagen einteilen, jeden Tag eine Übung aus einer großen Übersicht wählen oder einen täglichen Übungsablauf festlegen. Du allein bestimmst, was Deinem Körper guttut.
Du darfst Dich auf keinen Fall überanstrengen. Wenn Du spürst, dass Dich eine Übung zu sehr fordert, ersetze sie einfach durch eine neue. Es gibt ein riesiges Angebot im Internet. Deiner Fantasie

sind beim Fitness-Plan keine Grenzen gesetzt – Hauptsache ist, dass die Kilos schwinden und das Baby und Du gesund und fit seid! ;)

Hier ist ein Beispiel für den **Ablauf eines Wochentags**:

MONTAG
07:00 Frühstück (am Vorabend eingeweichtes Bircher-Müsli mit Joghurt)
10-11:30 Aqua-Gymnastik mit Baby im Schwimmbad
12:00 Mittagessen (eine schnelle Gemüsepfanne mit Reis, schon gestern vorbereitet)
18:30 Abendessen (eine Scheibe Vollkornbrot mit vegetarischem Aufstrich und Avocado)
Vor dem Schlafengehen: Übungen zur Stärkung des Beckenbodens

Aufgabe: Dein Einkaufs- und Ernährungsplan

Nachdem Du die besten Ernährungstipps kennst, kannst Du sie nun auf Deine täglichen Mahlzeiten anwenden. Es ist nicht relevant, ob Du alle Tipps integrierst oder nicht. Was zählt ist, dass Du eine Ernährungsroutine findest, die perfekt zu Deinem Lebensstil und dem Tagesablauf mit dem Familienzuwachs passt. Sie soll gesund und nicht belastend sein - und obendrauf noch Spaßmachen, weil Du dadurch die Kilos auf der Waage schwinden siehst!

- Schreibe Dir für jede Woche einen detaillierten **Ernährungsplan** mit Mahlzeiten und Snacks, die Du zu Dir nehmen wirst. Ich weiß, das klingt nach viel Arbeit, aber im Verhältnis zu dem Erfolg den Du damit beim Abnehmen haben wirst, ist die wöchentliche Planung ein Klacks! Außerdem wird es Dir jede Woche leichter fallen, Dich zu entscheiden und neue Ideen zu entwickeln. Natürlich kannst Du in der Woche auch variieren, wenn Du einmal keine Lust auf die vorgeplante Mahlzeit hast: Tausche sie einfach gegen eine mit ähnlichen Zutaten oder mit einer der

Mahlzeiten, die für andere Tage geplant waren.

- Entsprechend Deines Ernährungsplans kannst Du für jede Woche einen **Einkaufsplan** schreiben. Es macht Spaß, die Zutaten für köstliche Mahlzeiten nach und nach in Deinem Einkaufswagen zu sammeln und vom Zettel abzuhaken. Die Einkaufsliste dient zur Übersicht, aber auch zur Regulierung Deiner Essgewohnheiten. Achte darauf, ob, bzw. wie viele, Lebensmittel am Ende im Wagen liegen, die NICHT auf der Liste standen. Brauchst Du sie wirklich? Oder hat Dir vielleicht das Teufelchen auf Deiner Schulter ins Ohr geflüstert? Natürlich geht es nicht darum, eiskalt auf alle Leckereien zu verzichten. Der Sinn der Einkaufsliste ist lediglich, dass Du alle nötigen Lebensmittel im Haus hast. So sparst Du Dir vor dem täglichen Kochen kostbare Zeit, die Du stattdessen dem Baby oder Deiner/Eurer Gesundheit widmen kannst.

Kapitel 3: Trotz Kind am Ball bleiben

Einen täglichen Rhythmus mit dem Baby finden

Die ersten Wochen mit einem Neugeborenen sind eine wahre Herausforderung – vor allem für Mütter oder Paare, die das erste Kind willkommen heißen. Vor allem in den ersten sechs Wochen wird Dein Körper auf eine harte Probe gestellt. Du musst Dich von den Strapazen der Geburt erholen. Gleichzeitig muss Dein Körper konstant hochwertige Nährstoffe durch die Muttermilch an das Baby weitergeben. Bis Du Dich an diese neue Situation gewöhnt hast, solltest Du Deinem Körper etwas Zeit geben.

Du wirst Dich anfangs oft erschöpft und müde fühlen – das ist ganz normal. Gönne Deinem Körper ein paar Wochen Pause, bevor Du zu einer regulären Ernährungs- und Fitnessroutine übergehst. Das bedeutet nicht, dass Du nicht auf Deine Ernährung achten solltest, ganz im Gegenteil. Es ist allerdings wichtig, dass Du Deinen Körper nicht mit einer Diät oder einem auszehrenden Sportprogramm, zusätzlich zum Stillen, belastest.

So schwer es auch sein mag, solltest Du doch versuchen, einen täglichen Rhythmus mit Deinem Baby zu finden. Je mehr ihr euch kennenlernt, desto leichter wird es Dir fallen, Deinen Tagesablauf ein wenig übersichtlicher zu gestalten. Finde heraus, wie oft das Kleine Hunger hat, wann und wie lange es schläft und wann und wie oft Du die Windeln wechselst. Anfangs kann das alles sehr anstrengend sein, aber mit der Zeit wirst Du automatisch einen angenehmen Rhythmus finden. Nutze die Ruhepausen des Babys, um zum Sport zu gehen oder Zuhause Übungen zu machen.

So kannst Du Deine Mahlzeiten besser planen, hast mehr Zeit ‚für Dich‘ und bist dennoch immer verfügbar, wenn das Kleine Dich braucht.

Wöchentliches Check-In: Wie gut läuft's?

Erlaube Dir jede Woche, z.B. jeden Sonntagmorgen, einen ruhigen Moment zum Reflektieren. Selbstreflektion ist eines der wichtigsten Werkzeuge auf dem Weg zu Deinem neuen Selbstvertrauen als „Sexy Mum."

Schreibe in Deinem Tagebuch auf, was diese Woche die Höhepunkte auf Deinem Weg zur Traumfigur waren. Hast Du besondere Fortschritte beim Gewichtsverlust gemacht? Vielleicht hast Du auch das perfekte Rezept für das Mittagessen entdeckt. Oder Du hast herausgefunden, wie Du zwischen den Stillphasen Deine Mahlzeiten optimal koordinierst.

Schreibe alles Positive auf, das Dir einfällt. Jeder noch so kleine Schritt zählt! Schließlich hast Du geschafft, wovon viele andere Mütter noch träumen. Wenn Dir anfangs kaum Dinge einfallen, auf die Du stolz bist, ist das ein Zeichen dafür, dass Du weiter üben musst. ;)

Jeder Fortschritt, den Du notierst wirkt wie Balsam für Deine Seele, macht Dich stärker und ausdauernder auf Deinem Weg. Probier' es aus!

Hilfe annehmen und Aufgaben delegieren

Die Bindung zwischen Mutter und Kind ist einzigartig. Das ist ganz sicher unbestreitbar. Es bedeutet allerdings nicht, dass Du Dich konstant ganz allein um den Nachwuchs kümmern musst. Ich weiß, es ist schwer den kleinen Sonnenschein herzugeben, aber... der Rest der Familie möchte doch auch etwas Zeit mit dem Baby verbringen! Nehme dieses Angebot dankend an, anstatt Dir Sorgen zu machen. Der Papa, die Großeltern oder Onkel und Tante haben schließlich auch mit anderen Kindern in der Familie schon Erfahrungen gesammelt. Das Kleine ist in besten Händen, Oma schwebt auf Wolke Sieben und Du kannst an Deiner Fitness arbeiten – besser geht's nicht!

Aufgabe: Inspiration finden und Dir selbst Mut machen (Mamas Picknick)

Was sagen eigentlich andere Mütter zu dem Thema? Sind sie auch unzufrieden mit ihrer Figur nach der Schwangerschaft? Haben sie auch Probleme mit ihrem Selbstbewusstsein? Wie läuft es in Ihrer Ehe/ Beziehung, jetzt wo das Kleine da ist? Wenn Du Dir diese oder ähnliche Fragen auch stellst, kann es Wunder wirken, Dich mit anderen Müttern auszutauschen. Du hast während den Stillpausen kaum Zeit, um auch noch Gäste zu bewirten? Keine Sorge, so geht es allen stillenden Müttern!

Die Lösung: Eine Art Picknick, bei dem Du Dich mit anderen Müttern und ihren Kleinen triffst. Ihr könnt Euch jede Woche bei einem anderen Mitglied des Mama-Klubs treffen, um den Aufwand für alle zu minimieren. Im Sommer könnt Ihr Euch auch im Park treffen, um die Sonne zu genießen! Jedes Mitglied bringt einen leckeren Happen mit. Das musst nichts Selbstgemachtes sein, wenn die Zeit es nicht erlaubt.

Wichtig ist nur: Es soll gesund sein und sattmachen! Stelle den anderen Mamas am besten Deine zehn Ernährungstipps vor, an die sie sich halten können. Das wird ein echtes Festmahl und eine tolle Gelegenheit zum Austausch!

Aufgabe: Täglich neue Motivation finden

Option 1: Gewicht verfolgen
Eine tolle, dauerhafte Motivationshilfe ist die Gewohnheit, Dein tägliches Gewicht zu notieren. Stelle Dich jeden Morgen vor der ersten Mahlzeit auf die Waage. Notiere das Gewicht auf einer gesonderten Seite in Deinem Tagebuch. So entsteht nach und nach eine tolle Übersicht über Deinen Fortschritt. Du bemerkst jeden Tag, wie Du Schritt für Schritt Kilos verlierst.

Bis zu **500 Gramm pro Woche** sind ein gutes Maß. Es besteht jedoch generell absolut kein Zwang, irgendwelchen Zahlen gerecht zu werden. In erster Linie geht es um das Nähren und das gesunde Wachstum Deines Babys! Wenn es einmal nicht so schnell gehen sollte, wie Du es Dir wünschst, ist das gar kein Problem! Rufe Dir in solchen

Momenten der Selbstzweifel in Erinnerung, was für ein Geschenk Dein Baby ist und dass Du alle Zeit der Welt hast, um abzunehmen.
Wichtig: Dein Gewicht ist nicht die Hauptsache.

Option 2: Dich in Deinem Körper wohlfühlen
Es geht nicht darum, dass so schnell wie möglich Deine ungewollten Kilos purzeln, sondern, dass Du Dich in Deinem Körper **wohlfühlst**. Es kann durchaus sein, dass Du zwar auf Deine Ernährung geachtet und auch reichlich Bewegung bekommen hast, es Dir allerdings erscheint als sei die Waage ‚stehengeblieben'. In diesem Fall solltest Du Dich selbst im Spiegel betrachten und Veränderungen anerkennen. Du kannst auch Deine Taille abmessen, wenn es hilft. ;)

Muskelmasse wiegt mehr als Fett, also kann es durchaus sein, dass sich die Verteilung in Deinem Körper zum Positiven verändert hat (weniger Fett, mehr Muskeln), Dein Gewicht aber gleichbleibt. Das ist ganz normal! Lerne diese positiven

Veränderungen in Deinem Körper kennen und sehe sie als Motivationshilfe an. Vielleicht ist der Hüftspeck weniger geworden, dafür sind aber Deine Muskeln an den Armen gewachsen. Das ist gut so, denn die brauchst Du, z.B. zum Tragen des Babys.

Option 3: Deine Lieblingskleidung wieder auspacken

Eine weitere große Motivationshilfe kann Deine **Lieblingskleidung** sein, die Du vor der Schwangerschaft getragen hast. Du möchtest unbedingt wieder in Deine Lieblingsjeans passen, in der Dein Po so richtig schön knackig ist? Oder das elegante, enganliegende Cocktailkleid endlich wieder aus den Tiefen deines Kleiderschranks erlösen?

Hänge Dir diese Kleidungsstücke gut sichtbar ins Zimmer oder probiere sie regelmäßig wieder an. Du wirst begeistert sein, wenn Tag für Tag ein Zentimeter Stoff nach dem anderen über Deine schlanke Figur gleitet. Bald kannst Du sie wieder tragen!

Zusammenfassung

Beim Abnehmen nach der Schwangerschaft kommt es vor allem darauf an, dass Du Dich bewusst gesund ernährst und Dich ausreichend und regelmäßig bewegst. Eine Diät ist während der Stillzeit nicht ratsam, da Dein Körper nicht nur sich selbst, sondern auch Dein Baby mit lebenswichtigen Nährstoffen versorgt.
Wenn Du eine Diät während der Stillzeit machst, kann es sein, dass Schadstoffe aus den abgebauten Fettreserven über die Muttermilch in den Körper Deines Babys gelangen. Mit gesunder, ausgewogener Ernährung wirst Du automatisch

abnehmen, weil viele der Fettreserven schon durch das Stillen aufgebraucht werden.
Sport (auch mit Baby) ist durchaus gesund und sollte regelmäßig auf Deinem Tagesplan stehen. Allerdings darfst Du es nicht übertreiben, weil Dein Körper sonst überbelastet wird. Du wirst nach und nach abnehmen, aber darfst nichts überstürzen oder ungeduldig werden, wenn die Kilos nur langsam schwinden. Eure Gesundheit ist von oberster Priorität. Anstatt Dich über Deinen Speck zu ärgern, darfst Du Dich freuen, dass Du mit diesem engelsgleichen Wesen gesegnet wurdest. ;)

Ich wünsche Dir viel Spaß und alles Gute auf Eurem Weg!

Lieber Leser,

ich würde mich freuen, wenn Sie dieses Wissen für sich nutzen und in die Tat umsetzen. Ich wünsche Ihnen von ganzen Herzen alles Gute und hoffe, dass Sie durch die neu gewonnenen Erkenntnisse, Ihr Leben für sich selbst neu erfinden.

Herzlichst,

Ihre Inga Weitner

Anhang/Impressum

1 Auflage

Kontakt:RicardoSchleede,AmBohldamm83,19386Benzin
Covergestaltung: Fiverr
Coverfoto:
depositphotos.com,shutterstock.com,pixabay.com

Haftungsausschluss

Der Autor übernimmt keinerlei Gewähr für die Aktualität, Korrektheit, Vollständigkeit oder Qualität der bereitgestellten Informationen. Haftungsansprüche gegen den Autor, welche sich auf Schäden materieller oder ideeller Art beziehen, die durch die Nutzung oder Nichtnutzung der dargebotenen Informationen bzw. durch die Nutzung fehlerhafter und unvollständiger Informationen verursacht wurden, sind grundsätzlich ausgeschlossen, sofern seitens des Autors kein nachweislich vorsätzliches oder grob fahrlässiges Verschulden vorliegt. Alle Angebote sind freibleibend und unverbindlich. Der Autor behält es sich ausdrücklich vor, Teile des E-Books oder das gesamte Angebot ohne gesonderte Ankündigung zu verändern, zu ergänzen, zu löschen oder die Veröffentlichung zeitweise oder endgültig einzustellen.

Haftung für Links

Das Angebot enthält Links zu externen Webseiten Dritter, auf deren Inhalte der Autor keinen Einfluss hat. Deshalb kann für diese fremden Inhalte auch keine Gewähr übernommen werden. Für die Inhalte der verlinkten Seiten ist stets der jeweilige Anbieter oder Betreiber der Seiten verantwortlich. Die verlinkten Seiten wurden zum Zeitpunkt der Verlinkung auf mögliche Rechtsverstöße überprüft. Rechtswidrige Inhalte waren zum Zeitpunkt der Verlinkung nicht erkennbar. Eine permanente inhaltliche Kontrolle der verlinkten Seiten ist jedoch ohne konkrete Anhaltspunkte einer Rechtsverletzung nicht zumutbar. Bei Bekanntwerden von Rechtsverletzungen werden derartige Links umgehend entfernt.

Urheberrecht

Die durch den Autor erstellten Inhalte und Werke auf diesen Seiten unterliegen dem deutschen Urheberrecht. Die Vervielfältigung, Bearbeitung, Verbreitung und jede Art der Verwertung außerhalb der Grenzen des Urheberrechtes bedürfen der schriftlichen Zustimmung des jeweiligen Autors bzw. Erstellers. Downloads und Kopien dieser Seite sind nur für den privaten, nicht kommerziellen Gebrauch gestattet. Soweit die Inhalte auf dieser Seite nicht vom Betreiber erstellt wurden, werden die Urheberrechte Dritter beachtet. Insbesondere werden Inhalte Dritter als solche gekennzeichnet. Sollten Sie trotzdem auf eine Urheberrechtsverletzung aufmerksam werden, bitten wir um einen entsprechenden Hinweis. Bei Bekanntwerden von Rechtsverletzungen werden derartige Inhalte umgehend entfernen.

39758349R00045

Printed in Poland
by Amazon Fulfillment
Poland Sp. z o.o., Wrocław